Multiple Sklerose und Kinderwunsch

Aktuelle Informationen und Einordnung der bewährten und neuen verlaufsmodifizierenden MS-Therapien

K. Hellwig

MULTIPLE SKLEROSE UND KINDERWUNSCH

Aktuelle Informationen und Einordnung der bewährten und neuen verlaufsmodifizierenden MS-Therapien

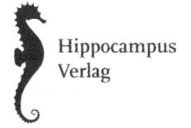

Hippocampus Verlag

Autorin
PD Dr. med. Kerstin Hellwig
Neurologische Klinik
St. Josef Hospital
Ruhr Universität Bochum
Gudrunstraße 56
44791 Bochum

Impressum
K. Hellwig:
Multiple Sklerose und Kinderwunsch
Aktuelle Informationen und Einordnung der bewährten und neuen
verlaufsmodifizierenden MS-Therapien
Hippocampus Verlag e.K., Bad Honnef, 1. Auflage 2013
ISBN 978-3-944551-06-7

Bibliografische Information der Deutschen Bibliothek
Die Deutsche Bibliothek verzeichnet diese Publikation in der Deutschen Nationalbibliografie, detaillierte bibliografische Daten sind im Internet über http://dnb.ddb.de abrufbar.

Satz und Layout: Hippocampus Verlag
Titelbild: ©iStockphoto.com/stevecoleimages
Druck: TZ Verlag & Print, Roßdorf
© Hippocampus Verlag, Bad Honnef 2013
www.hippocampus.de

Mit freundlicher Unterstützung
Merck Serono GmbH
Alsfelder Straße 17
64289 Darmstadt
Merck Serono ist eine Sparte von Merck

Gewährleistungsvermerk
Die Medizin ist eine Wissenschaft mit ständigem Wissenszuwachs. Forschung und Weiterentwicklung klinischer Verfahren erschließen auch gerade in der Pharmakotherapie veränderte Anwendungen. Die Verfasser dieses Werkes haben sich intensiv bemüht, für die verschiedenen Medikamente in den jeweiligen Anwendungen exakte Dosierungshinweise entsprechend dem aktuellen Wissensstand zu geben. Diese Dosierungshinweise entsprechen den Standardvorschriften der Hersteller. Verfasser und Verlag können eine Gewährleistung für die Richtigkeit von Dosierungsangaben dennoch nicht übernehmen. Dem Praktiker wird dringend empfohlen, in jedem Anwendungsfall die Produktinformation der Hersteller hinsichtlich Dosierungen und Kontraindikationen entsprechend dem jeweiligen Zeitpunkt der Produktanwendung zu beachten. Die Wiedergabe von Gebrauchsnamen, Handelsnamen, Warenbezeichnungen usw. in diesem Buch berechtigt auch ohne besondere Kennzeichnung nicht zu der Annahme, dass solche Namen im Sinne der Warenzeichen- u. Markenschutz-Gesetzgebung als frei zu betrachten wären und daher von jedermann benutzt werden dürften.

EINLEITUNG

Die Multiple Sklerose (MS) ist die häufigste entzündliche ZNS-Erkrankung des jungen Erwachsenenalters. Während man Frauen mit MS früher von eigenen Kindern abgeraten hat, stellt die Erkrankung heute keinen generellen Hinderungsgrund für eine Schwangerschaft mehr dar. Neue Herausforderungen liegen in der richtigen Beratung hinsichtlich der verlaufsmodifizierenden Therapien im Zusammenhang mit der Familienplanung. Obwohl die meisten immunaktiven Therapien in Schwangerschaft und Stillzeit kontraindiziert sind, treten ungeplante Schwangerschaften regelmäßig auch unter Therapie auf. In dieser Broschüre werden die wichtigsten Fragestellungen, die in verschiedenen Phasen der Familienplanung für MS-Betroffene eine Rolle spielen, besprochen. Dies beinhaltet die Planungsphase einer Schwangerschaft mit Fragen hinsichtlich Vererbbarkeit der Erkrankung oder Fertilität, den Umgang mit der MS-Medikation in der Planungsphase, aber auch ggf. in der Schwangerschaft und danach. Des Weiteren werden auch geburtshilfliche Besonderheiten und Entscheidungshilfen für die Zeit nach der Geburt thematisiert. Bei der Erstellung der Broschüre wurde die aktuelle Datenlage, insbesondere die Anzahl von medikamentenexponierten Schwangerschaften (Zeitpunkt Juli 2013), aber auch die langjährige praktische Erfahrung aus dem bundesweiten MS- und Schwangerschaftsregister berücksichtigt. Ziel ist es, einen Überblick über die aktuelle Studienlage zu ermöglichen und damit die Beratung zu erleichtern.

Kerstin Hellwig

Multiple Sklerose und Kinderwunsch

Inhalt

VORWORT V

EPIDEMIOLOGIE DER MULTIPLEN SKLEROSE 1

Vererbung 2

FERTILITÄT UND MULTIPLE SKLEROSE 3

Unerfüllter Kinderwunsch und hormonelle
Stimulationstherapien 4

VERLAUF DER MULTIPLEN SKLEROSE IN DER
SCHWANGERSCHAFT UND POST PARTUM 6

Schubrate post partum und Langzeitverlauf 8

Immunologische Mechanismen 8

Gynäkologische Aspekte des
Schwangerschaftsverlaufs 9

Geburt 9

Peripartale Anästhesie 10

Nach der Geburt? 10

Stillen und Multiple Sklerose 11

IMMUNAKTIVE THERAPIE UND KINDERWUNSCH ... 13

Allgemeine Empfehlungen 13

Interferon-β (FDA-Kategorie C) 16

Glatirameracetat (FDA-Kategorie B).............18

Natalizumab (FDA-Kategorie C).................19

Fingolimod (FDA-Kategorie C)...................20

Teriflunomid (FDA-Kategorie X).................21

Dimethylfumarat (FDA-Kategorie C)..............22

Mitoxantron (FDA-Kategorie D)..................22

IMMUNAKTIVE THERAPIE POST PARTUM 24

Stillen und immunaktive Therapie 24

Immunaktive Therapie bei Flaschennahrung 25

Immunaktive Therapie bei hoher Krankheitsaktivität ..26

VATERSCHAFT UND MULTIPLE SKLEROSE.........27

ZUSAMMENFASSUNG 28

LITERATUR 30

EPIDEMIOLOGIE DER MULTIPLEN SKLEROSE

Die Multiple Sklerose (MS) ist eine der häufigsten Erkrankungen des zentralen Nervensystems, die junge Menschen betrifft und zumeist zwischen dem 20. bis 40. Lebensjahr diagnostiziert wird. Es sind mehr Frauen als Männer betroffen, wobei insbesondere Frauen zunehmend häufiger mit MS diagnostiziert werden [40, 46].

Die Erkrankung ist multifaktoriell bedingt und wird nach heutigem Verständnis durch einen entzündlichen autoimmunen Prozess hervorgerufen, der sowohl das zelluläre als auch das humorale Immunsystem einbezieht und letztlich auch zur Neurodegeneration führen kann [58]. Man geht davon aus, dass die Erkrankung in genetisch suszeptiblen Personen (z.B. Träger bestimmter HLA-Merkmale, z.B. HLA-DRB1*15), getriggert durch verschiedene Umweltfaktoren (z.B. Rauchen, Vitamin-D-Mangel, Epstein-Barr-Virus-Infektionen, möglicherweise die mikrobielle Besiedlung des Darmes) entsteht [6, 28, 54].

Weiterhin scheinen hormonelle Faktoren einen Einfluss auf die Suszeptibilität und möglicherweise auch auf den Verlauf der Erkrankung zu haben. Beispiele hierfür sind die Prädominanz des weiblichen Geschlechtes, der Diagnosegipfel im biologisch reproduktiv aktiven Alter (MS wird selten vor der Menarche und selten nach der Menopause diagnostiziert) und der positive Einfluss der Schwangerschaft auf die Schubrate. Während insbesondere Frauen mit MS früher von eigenen Kindern abgeraten wurde, sollte die Diagnose einer MS heute generell kein Hinderungsgrund für eine Schwangerschaft sein.

Vererbung

Obwohl krankheitsassoziierte Gene identifiziert wurden [54], ist die Multiple Sklerose keine Erbkrankheit im Sinne der Mendelschen Gesetze. Junge MS-Patienten in der Phase der Familienplanung beschäftigen sich mit der Frage der Vererbbarkeit der Erkrankung auf ihre Nachkommen. Dieses Risiko ist zwar für Kinder von einem MS-erkrankten Elternteil bis zu dreißigfach erhöht, beläuft sich aber bei einer Prävalenz der Erkrankung von 50–150 Fällen auf 100.000 auf ca. 3 % [53, 57]. Sind beide Eltern erkrankt, kann das Risiko für das Kind, an einer MS zu erkranken, ungefähr 20–30 % betragen.

Selbst bei eineiigen Zwillingen, bei denen einer der Zwillinge an MS erkrankt ist, hat der Zweite „nur" ein Risiko von ca. 25 % [51].

Zusammengefasst ist das Risiko einer Vererbung so gering, dass die Familienplanung hiervon nicht wegweisend beeinflusst werden sollte. In Einzelfällen (beide Eltern erkrankt, eventuell zusätzliche familiäre Belastung) kann eine humangenetische Beratung sinnvoll sein.

FERTILITÄT UND MULTIPLE SKLEROSE

Aus der klinischen Erfahrung scheint die Fertilität bei MS-Patienten nicht eingeschränkt zu sein, obwohl es zu diesem Thema keine systematischen Untersuchungen gibt [10, 37]. Frauen mit MS sind häufiger kinderlos und unterziehen sich häufiger reproduktionsmedizinischen Behandlungen als gesunde Frauen [37], wobei nicht geklärt ist, ob dies eine biologische Ursache, psychosoziale Faktoren oder eine Kombination widerspiegelt.

Obwohl es zu den Auswirkungen immunmodulatorischer Therapien auf die Fertilität ebenfalls keine systematischen Untersuchungen gibt, scheinen auch diese aus dem klinischen Alltag heraus keinen größeren Einfluss auf die Fruchtbarkeit zu haben.

Unter Interferon-(IFN-)Therapie können Zyklusstörungen im Sinne von Zwischenblutungen auftreten [56]; diese scheinen jedoch ohne Einfluss auf die Ovulationsfähigkeit und somit die Fertilität zu sein.

Im Gegensatz dazu können immunsuppressive Therapien die Fertilität nachhaltig beeinflussen. So tritt bei ca. 35 % der Frauen im Alter über 35 Jahren unter Mitoxantron eine permanente Amenorrhoe auf; kontrollierte Studien zur Veränderung von Spermiogrammen unter Mitoxantron existieren nicht [11].

Nach jetzigem Wissensstand haben immunaktive Therapien mit Interferon beta, Glatirameracetat, Natalizumab oder Fingolimod keinen Einfluss auf die Fertilität.

Vor dem Beginn einer immunsuppressiven Therapie wie Mitoxantron müssen beide Geschlechter über mögliche, auch bleibende, Einschränkungen der Fruchtbarkeit aufgeklärt werden.

Unerfüllter Kinderwunsch und hormonelle Stimulationstherapien

Reproduktionsmedizinische Behandlungen können Schübe auslösen [13, 29, 43, 45]. Nicht vollständig geklärt ist, ob bestimmte Hormontherapien für diesen Schubanstieg verantwortlich gemacht werden können. In der Regel folgen die Stimulationen einem mehr oder weniger standardisierten Ablauf, beginnend mit der Durchführung einer sogenannten Downregulation (zum Ausschalten der hypothalamisch-hypophysären Achse und damit einer unkontrollierten Ovulation), gefolgt von Medikamenten zur ovariellen Stimulation, der medikamentösen Induktion der Ovulation, Fertilisation und schließlich Gabe eines Gelbkörperhormons zur Unterstützung der lutealen Phase [36].

Bislang werden am ehesten GhRH-Agonisten als Schubauslöser (Medikamente der Downregulation) diskutiert. Wir konnten diesen GhRH-Agonisten-abhängigen Schubanstieg in unserem Register zwar nicht beobachten; zwei andere, unabhängige Arbeitsgruppen assoziierten die Gabe von GhRH-Agonisten jedoch mit vermehrten Schüben. Daher sollten GhRH-Antagonisten (wenn von gynäkologischer Seite indiziert) bevorzugt werden [29].

Werden die Frauen durch die Behandlung schwanger, scheint der bekannte Schwangerschaftsschutz vor Schüben einzutreten.

Frauen mit MS sollten über einen möglichen Schubanstieg aufgeklärt werden, ein generelles Abraten von dieser Behandlung sollte nicht erfolgen.

Die Ursache der Schuberhöhung bleibt spekulativ. Diskutiert werden auf der einen Seite stetig schwankende Östrogenspiegel [13] sowie auf der anderen Seite Faktoren wie Stress [24] und/oder eine fehlende immunmodulatorische Begleittherapie. Je nach immunmodulatorischer Therapie sollten Frauen die MS-Therapie nach Rücksprache mit dem behandelnden Neurologen während der Stimulation beibehalten. Hierbei sollte – wie auch für Frauen in der natürlichen Familienplanung – die aktuelle Datenlage für die einzelnen Medikamente diskutiert werden.

VERLAUF DER MULTIPLEN SKLEROSE IN DER SCHWANGERSCHAFT UND POST PARTUM

Während die Schubrate in der Schwangerschaft kontinuierlich abnimmt (bis zu 80% im letzten Drittel), kommt es in den ersten drei Monaten nach der Entbindung zu einem signifikanten Schubanstieg [12]. Dieser typische Verlauf konnte in vielen Studien reproduzierbar belegt werden, so auch in unserer Datenbank [30] (siehe Abbildung 1). Tritt dennoch ein Schub in der Schwangerschaft auf (wie bei etwa 20–25% der Patienten), kann man vor allem bei einer schweren Symptomatik nach dem ersten Trimenon wie gewohnt hochdosiert mit Kortison behan-

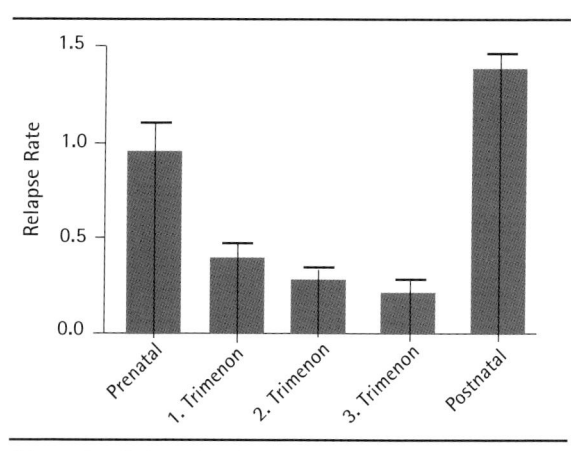

Abb. 1 zeigt die jährlichen Schubraten vor, während und nach der Schwangerschaft (erste 3 Monate).

deln. Bevorzugt eingesetzt werden sollte Prednisolon, das im Gegensatz zu Dexamethason, welches zur fetalen Lungenreife eingesetzt wird und zu 100 % im fetalen Blut nachweisbar ist, nur zu ca. 10 % plazentagängig ist. Da im Tierversuch und z.T. auch beim Menschen das Risiko einer Spaltbildung nicht ausgeschlossen ist [48] und Steroide als „schwache Teratogene" diskutiert werden, sollte man zwischen der 8. und 11. Gestationswoche (10. – 13. Schwangerschaftswoche) mit einer Kortisontherapie zurückhaltend sein. Schwere, mit funktioneller Beeinträchtigung einhergehende Schübe können und sollten nach entsprechender Aufklärung auch im ersten Trimenon behandelt werden. In der Regel wird nur ein Kortisonpuls in der Schwangerschaft notwendig werden, es kann jedoch insbesondere bei Mehrfachbehandlungen mit Steroiden zur intrauterinen Wachstumsretardierung mit reduziertem Geburtsgewicht, zur Frühgeburt sowie zur vorübergehenden Hypoglykämie, Hypotonie und Elektrolytstörungen beim Neugeborenen kommen. Sollte in seltenen Fällen eine Glukokortikoidtherapie im letzten Trimenon zur Geburt notwendig sein, ist auf eine eventuelle Nebenniereninsuffizienz des Neugeborenen zu achten.

Protonenpumpenhemmer als „Magenschutz" (zu bevorzugen ist Pantoprazol, da es hierzu die meisten dokumentierten Schwangerschaften gibt) kann gegeben werden, ebenfalls eine antithrombotische Therapie mit Heparin.

Zusammenfassend können und sollten schwere Schübe während der Schwangerschaft mit Kortison behandelt werden. Die Indikation für eine Schubtherapie sollte jedoch insbesondere im ersten Trimenon streng gestellt werden.

Bei sehr schweren, steroidrefraktären Schüben kann in Ausnahmefällen auch ein Plasmaaustauschverfahren (Plasmapherese bzw. Immunadsorption) in Betracht gezogen werden.

Schubrate post partum und Langzeitverlauf

Etwa 25–30% der Frauen erleiden in den ersten drei Monaten post partum einen Schub. Im zweiten Trimenon nach der Geburt geht die Schubrate auf das präpartale Niveau zurück [12, 30]. Erfreulicherweise scheinen sich Schwangerschaften nicht negativ auf die Progredienz der Erkrankung bzw. Behinderung auszuwirken [39]; frühere Berichte einer sogar möglichen Protektion [20] scheinen am ehesten durch Einschluss weniger kranker Frauen bedingt zu sein [50].

Immunologische Mechanismen

Bislang gibt es keine Therapie, die zu solch einer ausgeprägten Schubreduktion führt wie das letzte Trimenon einer Schwangerschaft (Schubrate von nahezu Null). Gleichzeitig gibt es kein anderes bekanntes Ereignis, das Schübe in dieser Häufigkeit auslösen kann wie die hormonellen Veränderungen nach einer Geburt. Ursächlich diskutiert man immunologische Veränderungen im Sinne einer Immunmodulation bzw. -suppression, induziert durch die erheblichen hormonellen Veränderungen im Sinne eines Th1=>Th2 Shifts und Expansion regulatorischer T-Zellen während einer Schwangerschaft [4]. Mit dem postpartalen Schubanstieg korreliert eine Herabregulation des nicht klassischen MHC-Moleküls HLA-G, welches eine Schlüsselrolle als Immuninhibitor einnimmt und für die feto-maternale Immuntoleranz eine wichtige Rolle spielt (rezent übersichtlich dargestellt in [60]).

Gynäkologische Aspekte des Schwangerschaftsverlaufs

Schwangerschaften von Frauen mit MS verlaufen ähnlich wie die von gesunden Frauen. Gynäkologische Komplikationen treten nicht vermehrt auf, außerdem sind weder die Abortrate noch das Auftreten von Fehlbildungen oder Frühgeburten durch die MS negativ beeinflusst [59].

Möglicherweise ist das Geburtsgewicht von Neugeborenen von Müttern mit MS reduziert (im Mittel um 150–200 g) [16, 17], was jedoch nicht in allen Studien nachgewiesen werden konnte [59].

Geburt

Eine erhöhte Rate an Schnittentbindungen ist beschrieben, diese liegt aber nur wenig über dem Durchschnitt gesunder Frauen, ohne einen Anstieg an sonstigen Geburtskomplikationen bei Frauen mit MS [38]. In Deutschland entbinden ca. 30% der Frauen mit MS durch einen Kaiserschnitt, was zirka der Gesamtkaiserschnittrate einschließlich gesunder Frauen entspricht.

Einschränkungen für die Geburt sollten sich durch die MS nicht ergeben. Der postpartale Schubanstieg ist unabhängig vom Entbindungsmodus (d.h. „kein Kaiserschnitt nur wegen MS") und sollte in erster Linie von geburtshilflichen Erwägungen abhängig gemacht werden.

Nur sehr gelegentlich beeinflussen MS-Symptome wie eine ausgeprägte Fatigue, ausgeprägte spinale Automatismen oder Spastik des Beckenbodens die Geburt. Dann kann die Planung einer elektiven Schnittentbindung auf Grund von MS-Symptomen sinnvoll sein. Dies ist allerdings in der Praxis selten relevant, da die meisten Frauen in der Phase der Familienplanung nur wenige körperliche Einschränkung auf Grund der MS aufweisen.

Peripartale Anästhesie

Die Gabe einer Periduralanästhesie (PDA) korreliert nicht mit dem postpartalen Schubanstieg [61], weswegen Frauen, die an einer MS erkrankt sind, nicht auf eine Periduralanästhesie verzichten müssen. Hilfreich kann die vorgeburtliche Vorstellung im Krankenhaus sein, bei der die Grunderkrankung erwähnt und die Möglichkeit einer PDA diskutiert wird.

Nach der Geburt?

Ungefähr 30% der Frauen werden in den ersten drei Monaten und insgesamt 50% in den ersten sechs Monaten einen Schub erleiden. Ob (ausschließliches) Stillen einen Einfluss auf die postpartale Schubrate hat, wird kontrovers diskutiert; auf der anderen Seite gibt es keine Hinweise dafür, dass der frühe Beginn einer immunmodulatorischen Therapie besser vor Schüben schützt. Insbesondere durch eine gewisse Wirklatenz der MS-Therapien und den nur kurzen Peak des Schubanstiegs sollte nicht generell vom Stillen abgeraten werden.

Möchten Frauen stillen und ist die Krankheitsaktivität kontrolliert, sollten Frauen in ihrem Stillwunsch unterstützt werden. Viele Frauen mit MS können, wie von der WHO empfohlen, 4–6 Monate ausschließlich stillen, dann sollte sukzessive Beikost eingeführt werden. Möchte eine Frau allerdings nicht stillen, sollte die jeweilige immunmodulatorische Therapie zügig (in den ersten beiden Wochen nach der Geburt, nach Ausschluss von Entzündungen / Wundheilungsstörungen bei Episiotomien oder Schnittentbindungen) begonnen werden.

In Einzelfällen, insbesondere bei unkontrollierter Krankheitsaktivität schon in der Schwangerschaft, können gewisse MS-Therapien, nach Rücksprache mit einem MS-Zentrum, auch schon in der Schwangerschaft wieder begonnen werden.

Stillen und Multiple Sklerose

Inwieweit sich Stillen positiv auf die postpartale Schubrate auswirkt [31, 42], wird aktuell kontrovers diskutiert [3, 49]. Daher sollte die Entscheidung, zu stillen oder nicht zu stillen, nicht von einem Effekt auf die Schubrate abhängig gemacht werden.

Erfreulicherweise zeigte eine Metaanalyse, dass stillende Frauen weniger Schübe haben als Frauen, die nicht stillen [47]. Eine kleine Pilotstudie und vorläufige Daten von uns zeigen, dass sich ausschließliches Stillen positiv auf die postpartale Schubrate auswirkt [42]. Dies konnte in anderen Studien jedoch nicht bestätigt werden, wobei nicht ganz klar definiert zu sein scheint, ob oder wie ausschließliches Stillen erfasst wurde [3, 49].

Somit sollten Frauen, die stillen möchten, dahingehend unterstützt werden, zumal ausschließliches Stillen auf Bedarf die von der Weltgesundheitsorganisation empfohlene Ernährung für ein Neugeborenes ist. Wichtig ist der Hinweis, dass auf zusätzliche Flaschennahrung verzichtet werden sollte. Die Entbindung in einem „stillfreundlichen Krankenhaus" und Begleitung durch eine Hebamme kann unterstützend wirken.

Ob die Gabe intravenöser Immunglobuline (IVIG) noch einen zusätzlichen Benefit bringt, ist nicht geklärt. Stillen ist unter IVIG möglich, diese sind in Deutschland jedoch nicht zur Behandlung der Multiplen Sklerose zugelassen und werden leider nur in Einzelfällen von den Krankenkassen genehmigt.

Ansonsten ist auch die hochdosierte Gabe von intravenösen Steroiden zur Schubbehandlung in der Stillzeit möglich. Abstillen auf Grund einer Kortisonbehandlung ist nicht nötig, es sollte jedoch eine Karenz von vier Stunden zwischen Kortisongabe und nächster Stillmahlzeit eingehalten werden [25].

IMMUNAKTIVE THERAPIE UND KINDERWUNSCH

Allgemeine Empfehlungen

Da die gängigen Substanzen in der Schwangerschaft und Stillzeit kontraindiziert oder eingeschränkt zugelassen sind, wird eine Unterbrechung der Therapie vor geplanter Konzeption bzw. eine Beendigung spätestens mit Eintritt der Schwangerschaft empfohlen. Zu meist akzidentiellen Schwangerschaften unter spezifischen MS-Therapien gibt es lediglich wenige Untersuchungen mit z. T. uneinheitlichen Ergebnissen [7, 35].

Generell wird eine Unterbrechung der Schwangerschaft wegen Medikamentenexposition nicht empfohlen, eine intensivierte Ultraschallvorsorge (13. und 20. Woche) jedoch angeraten.

Tritt eine Schwangerschaft unter den gängigen Immunmodulatoren wie Glatirameracetat und Interferon beta oder auch unter Natalizumab auf, ist dies kein Grund für einen Abbruch der Schwangerschaft.

Auch unter potentiell teratogenen Medikamenten wie Fingolimod [21] oder Teriflunomid [55] sind mittlerweile einige gesunde Kinder geboren worden. Daher sollten diese Frauen/Paare eine ausführliche Beratung gemäß der aktuellen Datenlage (wobei in der Regel zweimal pro Jahr zu den jeweiligen großen Kongressen ein Update exponierter Schwangerschaften präsentiert wird) erhalten und, sollte es eine „erwünscht-akzidentielle" Schwangerschaft sein, in jedem Fall eine intensivierte Ultraschallvorsorge in speziellen DEGUM-zertifizierten Zentren durchgeführt werden.

Eine immunmodulatorische Therapie ist in der Schwangerschaft auf Grund des günstigen natürlichen Verlaufes in den meisten Fällen nicht notwendig, kann aber in Einzelfällen indiziert sein.

Eine von der Food and Drug Administration (FDA) eingeführte Einteilung für die Bedenklichkeit von Medikamenten in der Schwangerschaft ist in der Praxis gebräuchlich, obwohl diese Risikoklassifikationen in der Kritik stehen, häufig nicht aktuell oder zu allgemein gefasst zu sein (siehe Tabelle 1) [9]: Keines der in der schubprophylaktischen MS-Therapie zugelassenen Medikamente ist in die Kategorie A eingruppiert.

Im Folgenden soll die Datenlage zu den einzelnen Präparaten besprochen und zur besseren Übersicht der Originaltext der jeweiligen Fachinformation vorgestellt werden.

Schwangerschafts-kategorie	Evidenz aus Studien	MS-Medikation
A	Gut kontrollierte humane Studien zeigten kein Risiko für den Fetus.	keine
B	In Tierversuchen ergab sich kein Risiko durch die Medikamentenexposition; kontrollierte Studien mit schwangeren Frauen existieren nicht ODER Tierversuche zeigten Risiken, die in kontrollierten Studien bei Frauen nicht bestätigt werden konnten.	Glatirameracetat
C	Tierversuche haben einen nachteiligen Effekt auf den Fetus gezeigt und es gibt keine adäquaten humanen Studien. Ein potentieller Nutzen der Medikamente kann deren Einsatz in der Schwangerschaft trotz potentieller Risiken rechtfertigen.	Interferon-β, Natalizumab, Fingolimod, Dimethylfumarat
D	Es gibt Hinweise, dass die Substanz Risiken für den humanen Feten bedingt.	Mitoxantron
X	Tierversuche oder humane Studien zeigten ein Risiko für den Feten.	Teriflunomid

Tab. 1 gibt eine Übersicht über die gebräuchliche Schwangerschaftsklassifikation der FDA.

Interferon beta (FDA-Kategorie C)

> Schwangerschaft:
> Patientinnen, die während der Behandlung mit Rebif® schwanger werden oder eine Schwangerschaft planen, müssen über die potentiellen Risiken informiert werden und das Absetzen der Therapie sollte in Erwägung gezogen werden. Bei Patientinnen mit einer hohen Schubrate vor Behandlungsbeginn muss das Risiko eines schweren Rezidivs nach Absetzen der Behandlung im Rahmen einer Schwangerschaft gegen das möglicherweise erhöhte Risiko eines Spontanaborts abgewogen werden.
> Es liegen bisher nur begrenzte Informationen zur Anwendung von Rebif® während der Schwangerschaft vor. Die verfügbaren Daten weisen darauf hin, dass möglicherweise ein erhöhtes Risiko von Spontanaborten bestehen könnte. Daher ist ein Therapiebeginn während der Schwangerschaft kontraindiziert.
>
> Fachinformation Rebif® 44 µg/0,5 ml (Patrone), Merck Serono Europe Limited, Stand der Information Februar 2013. Ausführungen in der Fachinformation von Rebif® gelten sinngemäß auch für die anderen IFN-β-Präparate.

Die größte Erfahrung für medikamentenexponierte Schwangerschaften liegt für Interferon beta (IFN-β) vor. Doch obwohl die Interferone schon nahezu 20 Jahre in der MS-Behandlung zugelassen sind, ist der Erfahrungsschatz immer noch als moderat einzustufen.

In den ersten Tierversuchen trat eine erhöhte Abortrate unter hochdosierter IFN-β-Therapie auf, welche als Hinweis in die Fachinformation aufgenommen wurde. Je mehr Daten von IFN-β-exponierten Schwangerschaften von Frauen mit MS veröffentlicht werden, desto geringer scheint ein fehlgeburtsbegünstigendes Risiko beim Menschen (möglicherweise auch durch die niedrigere Dosis begründet) zu sein.

Mittlerweile wurden die Ergebnisse eines systematischen Reviews [44] zu 761 IFN-β-exponierten Schwangerschaften veröffentlicht. Die Autoren kommen zu dem Schluss (eingeschränkt durch methodische Schwächen zumindest einiger Studien), dass die Exposition mit Interferon beta kein nennenswertes teratogenes oder abortives Risiko für den Embryo darstellt. Allerdings zeigte sich (zumindest in einigen der in diesem Review zusammengefassten Studien) ein erniedrigtes Geburtsgewicht, eine geringere Größe sowie eine erhöhte Frühgeburtlichkeit.

Zu dieser Arbeit ist einschränkend zu sagen, dass die meisten Studien nicht für sogenannte „Confounder", d. h. andere Ursachen, die diese Ergebnisse mit bedingen können (z. B. Aktivität der MS, Kortisontherapie in der Schwangerschaft), kontrolliert wurden [5, 8, 44, 52, 53, 57].

Biologisch erscheint es unwahrscheinlich, dass Interferone, die eine kurze Halbwertszeit besitzen und zumeist beim Feststellen der Schwangerschaft abgesetzt werden, einen größeren Einfluss auf das spätere Geburtsgewicht haben (das der Fetus vor allem in den letzten Wochen der Schwangerschaft erwirbt). Daher sind weitere Studien, die diese Zusammenhänge untersuchen, nötig.

In Deutschland ist es gängige Praxis, die Therapie zu beenden, wenn die Schwangerschaft festgestellt wird. Frauen sollten weiterhin über eine mögliche Beeinflussung der Fehlgeburtenrate aufgeklärt werden, da dies noch Teil der Fachinformation ist.

Ein Fortführen der Medikation in der Schwangerschaft ist möglich, sollte jedoch Einzelfällen vorbehalten sein.

Glatirameracetat (FDA-Kategorie B)

> Schwangerschaft:
> Es liegen keine oder wenig Daten zur Anwendung von Glatirameracetat bei Schwangeren vor. Tierversuche sind unzureichend bezüglich der Auswirkungen auf Schwangerschaft, Embryonal-/Fetalentwicklung, Geburt und postnatale Entwicklung. Über ein potentielles Risiko für den Menschen ist nichts bekannt. Copaxone® darf während der Schwangerschaft nicht angewendet werden. Während der Anwendung dieses Arzneimittels sollten kontrazeptive Maßnahmen in Erwägung gezogen werden.
>
> Fachinformation Copaxone® 20 mg/ml, Teva Pharma GmbH, Stand der Information April 2013

Glatirameracetat (GLAT) ist in Deutschland im Gegensatz zu den USA nicht zur Behandlung von Schwangeren zugelassen.

Lu et al. identifizierten Publikationen mit insgesamt 97 GLAT-exponierten Schwangerschaften ohne Hinweise für erhöhte Risiken insbesondere von Teratogenität oder Fehlgeburtsrisiko [44]. Unterstützt werden diese Ergebnisse durch Postmarketing-Daten von 245 Frauen [14], die unter Glatirameracetat schwanger wurden, und eine kürzlich veröffentlichte kleine Studie [22], die ebenfalls keine nennenswerte Beeinflussung des Schwangerschaftsausgangs beschreibt.

Für die Praxis gilt, dass (limitiert durch die insgesamt kleine Fallzahl exponierter Schwangerschaften) die Therapie bis zur Bestätigung der Schwangerschaft beibehalten werden kann und bei Vorliegen eines positiven Schwangerschaftstests beendet werden sollte.

Natalizumab (FDA-Kategorie C)

> Schwangerschaft:
> Es liegen keine hinreichenden Erfahrungen mit der Anwendung von Natalizumab bei Schwangeren vor. Tierexperimentelle Studien haben eine Reproduktionstoxizität gezeigt. Das potentielle Risiko für den Menschen ist nicht bekannt. TYSABRI® darf während der Schwangerschaft nicht angewendet werden, es sei denn, dass eine Behandlung mit Natalizumab aufgrund des klinischen Zustandes der Frau erforderlich ist.
>
> Fachinformation TYSABRI® 300 mg, Elan Pharma International Ltd., Stand der Information Februar 2013

Unsere eigenen vorläufigen Daten (mit lediglich 35 publizierten Schwangerschaften) zeigten kein teratogenes Risiko durch Natalizumab-Exposition in der Schwangerschaft [33]. Ebenso lässt sich kein Fehlbildungsmuster in dem firmeneigenen Schwangerschaftsregister erkennen, wobei die Gesamtzahl der erfassten Fehlbildungen in diesem Register erhöht ist [15], was aber auch an der Methodik des Registers und einem möglichen Negativreporting liegen kann.

Bei Schwangerschaftswunsch einer Patientin kann die Therapie bis zum Eintreten der Schwangerschaft unter strenger Risiko-Nutzen-Abwägung fortgeführt werden.

Wird eine Frau unter Natalizumab schwanger, sollte die Therapie in den meisten Fällen beendet werden.

Natalizumab kann auch in der Schwangerschaft verordnet werden, wenn es der behandelnde Arzt für notwendig erachtet.

Dies sollte aggressiven MS-Verläufen vorbehalten sein, bei denen es möglicherweise zuvor durch ein Absetzen der Medikation zu einer deutlichen Zunahme der Krankheitsaktivität gekommen war oder die MS vor Therapiebeginn einen sehr aggressiven Verlauf zeigte. Da Antikörper im 2. Trimenon aktiv zum Feten transportiert werden, müssen die Neugeborenen auf hämatologische Veränderungen untersucht werden. Die Behandlung mit Natalizumab in der Schwangerschaft sollte nur nach Rücksprache mit einem erfahrenen MS-Zentrum erfolgen.

Fingolimod (FDA-Kategorie C)

Schwangerschaft:
Vor dem Therapiebeginn muss bei Frauen im gebährfähigen Alter ein negatives Ergebnis eines Schwangerschaftstests vorliegen. Frauen sollten während der Behandlung nicht schwanger werden, und die Anwendung einer aktiven Verhütungsmethode wird empfohlen. Tritt unter der Therapie mit Gilenya® eine Schwangerschaft auf, wird ein Absetzen von Gilenya® empfohlen.

Fachinformation Gilenya® 0,5 mg, Novartis Europharm Limited, Stand der Information April 2013

Wegen potentieller Risiken für den Fetus und seiner langen Halbwertszeit von bis zu neun Tagen sollte Fingolimod zwei Monate vor einer geplanten Schwangerschaft abgesetzt werden. Teratogene Risiken ergaben sich aus Tierversuchen. Zumindest aus den ersten 219 Fingolimod-exponierten Schwangerschaften (Studien und post Zulassung) mit fünf Fehlbildungen, 21 Spontanaborten und 59 gesunden Neugeborenen (ein Großteil der Schwangerschaften ist noch nicht beendet) ergibt sich kein ausgeprägt hohes teratogenes Risiko [21]. Eine abschließende Beurteilung des Ausmaßes eines möglichen teratogenen Risikos beim Menschen ist jedoch noch nicht möglich.

Ein weltweites Schwangerschaftsregister, angelegt für die nächsten sechs Jahre mit dem Ziel, 500 Fingolimod-exponierte Schwangerschaften einzuschließen, ist in Planung.

Teriflunomid (FDA-Kategorie X)

Teriflunomid ist unter dem Handelsnamen Aubagio® seit September 2012 in den USA zur schubprophylaktischen Therapie der MS zugelassen. Teriflunomid inhibiert selektiv und reversibel das mitochondriale Enzym Dihydroorotate Dehydrogenase, welches für die Pyrimidin-de-novo-Synthese wichtig ist. Teratogene Effekte wurden in Tierversuchen und für die Prodrug von Teriflunomid, Leflunomid (zugelassen in der Behandlung der rheumatoiden Arthritis), beobachtet.

Klinische Erfahrungen beschränken sich auf wenige Schwangerschaften in den Zulassungsstudien: von 33 Schwangerschaften unter Teriflunomid wurden acht gesunde Kinder geboren, 13 Schwangerschaften vorzeitig elektiv beendet, neun Spontanaborte traten auf und drei Schwangerschaften waren noch nicht beendet [55].

Unter der Therapie sind effektive kontrazeptive Maßnahmen notwendig. Teriflunomid hat eine sehr lange biologische Halbwertszeit (bis zu zwei Jahren), kann aber bei Kinderwunsch oder akzidentieller Schwangerschaft mit Cholestyramin oder Aktivkohle ausgewaschen werden.

Dimethylfumarat (FDA-Kategorie C)

Auch Dimethylfumarat (DMF) ist unter dem Namen Tecfidera® in den USA seit Frühjahr dieses Jahres zugelassen. Teratogenität ist aus den Tierversuchen nicht bekannt, ebenso scheint die Fehlgeburtenrate nicht beeinflusst. Allerdings wurde in den Tierversuchen eine embryotoxische Wirkung beschrieben, so dass DMF in der Schwangerschaft nicht gegeben werden sollte. Da es sich um ein kleines Molekül mit großer oraler Bioverfügbarkeit handelt, was den Übertritt in die Muttermilch wahrscheinlich macht, sollte unter DMF nicht gestillt werden. Erste Schwangerschaften [9] von Frauen, die an den Zulassungsstudien teilnahmen, zeigten folgende Ergebnisse: Es wurden 15 Kinder gesund geboren, drei Spontanaborte (12%) traten auf, und sieben (28%) der Schwangerschaften wurden elektiv terminiert [23].

Mitoxantron (FDA-Kategorie D)

Bislang gibt es nur zwei Fallberichte von Mitoxantron-exponierten Schwangerschaften bei MS-Patienten, die Substanz spielt im klinischen Alltag beim Thema Familienplanung eine untergeordnete Rolle [18, 34].

Dennoch wird, da es sich um ein Immunsuppressivum mit genotoxischem Potential handelt, MS-Patienten beider Geschlechter empfohlen, die Therapie mindestens sechs Monate vor geplanter Schwangerschaft abzusetzen. Vor jeder Mitoxantron-Gabe muss ein Schwangerschaftstest durchgeführt werden.

Unter Mitoxantron kann eine bleibende Amenorrhoe (bis zu 30%) vor allem bei Frauen, die älter als 35 Jahre sind, auftreten. Dazu muss eine Aufklärung erfolgen [30].

Männer müssen über die Möglichkeit der Kryokonservierung von Spermien vor der Behandlung aufgeklärt werden (leider keine Kostenübernahme der GKV; Jahreskosten liegen bei ca. 300 Euro/Jahr).

IMMUNAKTIVE THERAPIE POST PARTUM

Stillen und immunaktive Therapie

Die gängigen Immunmodulatoren wie Interferon beta oder Glatirameracetat sind in der Stillzeit nicht zugelassen, wenngleich es sich um große Moleküle mit geringer oraler Bioverfügbarkeit handelt, was einen Übertritt zum Säugling sehr unwahrscheinlich macht. Selbst hohe Dosen eines Interferon-α, intravenös gegeben, waren nicht in nennenswertem Umfang in der Milch nachzuweisen [41]. Auch Interferon β-1a i. m. war nahezu nicht in der menschlichen Milch nachweisbar [27].

Unsere Erfahrung beschränken sich auf wenige Mutter-Kind-Paare mit normaler Kindsentwicklung, die unter den jeweiligen Glatirameracetat- oder Interferon beta-Therapien gestillt haben.

Natalizumab, Fingolimod und Mitoxantron sind in der Milch nachweisbar (Fingolimod im Tierversuch), daher ist das Stillen unter Therapie kontraindiziert.

Eine kleine Studie zeigte, dass Steroide, post partum gegeben, schubprophylaktisch wirken, theoretisch jedoch Wundheilungsstörungen nach Schnittentbindungen oder Episiotomien bedingen könnten [19]. Daher wird der routinemäßige prophylaktische postpartale Einsatz von Steroiden nicht empfohlen.

Auf Evidenz-Klasse-II-Daten beruht die Empfehlung für MS-Patientinnen mit erhöhter Schubrate, vor der Schwangerschaft oder Schüben in der Schwangerschaft zumindest direkt nach der Entbindung eine Behandlung mit intravenösen Immunglobulinen (IVIG) zur Schubprophylaxe durchzuführen. Auch wenn Frauen stillen möchten, gilt diese Behandlung für das Kind als unbedenklich. Die Arbeiten, die den Effekt von post partum applizierten IVIG untersuchten [1, 2], wurden nicht placebokontrolliert durchgeführt. In den Untersuchungen konnte ein positiver Effekt auf die postpartale Schubrate gezeigt werden; bei den mit IVIG behandelten Frauen fehlte der typische signifikante postpartale Schubanstieg im Vergleich zum Vorschwangerschaftsniveau. Die Autoren der GAMPP-Studie postulierten einen positiven Effekt von IVIG und längerem Stillen auf die postpartale Schubrate. Sie konnten keinen signifikanten Unterschied zwischen zwei unterschiedlichen Dosisarmen hinsichtlich der Schubrate belegen [26].

In Deutschland sind IVIG in der MS-Behandlung nicht zugelassen, werden aber in Ausnahmesituationen empfohlen. Werden IVIG beantragt, sollte die Kostenübernahme für die niedrigdosierte postpartale IVIG-Behandlung (0,15 mg/kg KG alle vier Wochen, kostenneutral zu den gängigen Immunmodulatoren) für Risikopatientinnen (Schübe in der Schwangerschaft und im Jahr vor der Schwangerschaft) angestrebt werden.

Immunaktive Therapie bei Flaschennahrung

Verzichten Frauen auf das Stillen, ist es gängige Praxis, sofort mit einer verlaufsmodifizierenden Therapie anzufangen. Hierzu liegt bislang für keine Therapie (GLAT/IFN-β/Natalizumab/Fingolimod) ein eindeutiger Wirksamkeitsnachweis hinsichtlich der postpartalen Schubreduktion vor.

Immunaktive Therapie bei hoher Krankheitsaktivität

Frauen mit hoher Krankheitsaktivität vor oder in der Schwangerschaft (typischerweise mit Natalizumab behandelte Frauen) sollten die Therapie nach Ausschluss von Infektzeichen zügig nach der Geburt (innerhalb der ersten beiden Wochen) wieder aufnehmen. Dies gilt möglicherweise auch für Fingolimod, wobei es hierzu zu wenige Daten oder auch nur Erfahrungen gibt.

VATERSCHAFT UND MULTIPLE SKLEROSE

Die Gefahr, dass reproduktive Toxizität über die Spermien oder Samenflüssigkeit verursacht wird, ist insgesamt als sehr gering einzuschätzen.

Wir werteten 47 Schwangerschaften, gezeugt von 32 Vätern unter verlaufsmodifizierender Therapie, aus. Die meisten Männer wurden zum Zeitpunkt der Zeugung basisimmunmodulatorisch mit Glatirameracetat oder Interferon beta behandelt. Insgesamt wurden 41 Kinder geboren, sechs Schwangerschaften endeten in frühen Fehlgeburten. Es wurde ein Kind mit einem spinalen Lipom und drei Kinder mit einer moderaten Hüftdysplasie geboren (zwei davon mit familiärer Belastung). Das Geburtsgewicht der Neugeborenen von Vätern mit MS, die unter verlaufsmodifizierender Therapie gezeugt wurden, unterschied sich nicht signifikant von demjenigen gesunder Kontrollen. Dies ist bislang die einzige Studie, die sich auch mit den Vätern beschäftigt [32].

Allgemein gilt: Männer, die eine Familie gründen wollen, müssen ihre immunaktive Therapie (IFN-β, GLAT, Natalizumab und Fingolimod) vor der Zeugung nicht absetzen. Bei einer Therapie mit Mitoxantron allerdings wird auf Grund der Genotoxizität eine Therapiepause von sechs Monaten vor geplanter Zeugung empfohlen.

ZUSAMMENFASSUNG

Multiple Sklerose und Kinderwunsch schließen sich im Allgemeinen nicht aus. Negative Effekte auf die Erkrankung sind generell nicht zu erwarten. Wissenschaftler weltweit beschäftigen sich zunehmend mit diesem Themengebiet, so dass in den letzten beiden Jahren insbesondere weitere Sicherheitsdaten zu Medikamenten (insbesondere Interferon beta, zum kleinen Teil auch Natalizumab und Fingolimod) veröffentlicht wurden. Der Vergleich mit gesunden Kontrollgruppen aus großen Datenbanken ergab auch einen weitgehend MS-unabhängigen Schwangerschaftsverlauf aus gynäkologischer Sicht.

Dennoch bleiben noch viele offene Fragen: Zum einen natürlich mehr Sicherheitsdaten zu alten, aber auch zu den neuen erwarteten Medikamenten. Zum anderen weitere Daten zum Effekt des Stillens, ob es seitens der MS ein „optimales Stillintervall" gibt und welche Auswirkungen der wirklich frühe Beginn welcher verlaufsmodifizierenden Therapie auf die postpartale Schubrate hat.

Um diese und weitere Fragen zu klären, insbesondere aber auch um die schon bestehende Infrastruktur auch hinsichtlich der Zulassung neuer oraler MS-Therapien und akzidentieller Schwangerschaften unter Therapie zu nutzen, möchten wir diese Broschüre verwenden, um auf ein bundesweites MS- und Schwangerschaftsregister hinzuweisen.

Infos unter: www.ms-und-kinderwunsch.de

Zusammenfassung

Wir suchen:
- Alle Frauen mit Multipler Sklerose, die schwanger sind;
- Frauen mit MS, die reproduktionsmedizinisch behandelt werden;
- Männer mit MS, die Väter werden.

Gerne können Sie sich selbst oder Ihre Patientinnen und Patienten per E-Mail (k.hellwig@klinikum-bochum.de) an mich wenden.

Weitere Informationen sind auch auf der Internetseite des Registers www.ms-und-kinderwunsch.de zu finden.

LITERATUR

1. Achiron A, Kishner I, Dolev M, Stern Y, Dulitzky M, Schiff E, et al. Effect of intravenous immunoglobulin treatment on pregnancy and postpartum-related relapses in multiple sclerosis. J Neurol 2004; 251 (9): 1133-1137.

2. Achiron A, Rotstein Z, Noy S, Mashiach S, Dulitzky M, Achiron R. Intravenous immunoglobulin treatment in the prevention of childbirth-associated acute exacerbations in multiple sclerosis: a pilot study. J Neurol 1996; 243 (1): 25-28.

3. Airas L, Jalkanen A, Alanen A, Pirttila T, Marttila RJ. Breastfeeding, postpartum and prepregnancy disease activity in multiple sclerosis. Neurology 2010; 75 (5): 474-476.

4. Airas L, Saraste M, Rinta S, Elovaara I, Huang YH, Wiendl H. Immunoregulatory factors in multiple sclerosis patients during and after pregnancy: relevance of natural killer cells. Clin Exp Immunol 2008; 151 (2): 235-243.

5. Amato MP, Portaccio E, Ghezzi A, Hakiki B, Zipoli V, Martinelli V, et al. Pregnancy and fetal outcomes after interferon-beta exposure in multiple sclerosis. Neurology [Comparative Study Multicenter Study] 2010; 75 (20): 1794-1802.

6. Berer K, Mues M, Koutrolos M, Rasbi ZA, Boziki M, Johner C, et al. Commensal microbiota and myelin autoantigen cooperate to trigger autoimmune demyelination. Nature 2011; 479 (7374): 538-541.

7. Borisow N, Doring A, Pfueller CF, Paul F, Dorr J, Hellwig K. Expert recommendations to personalization of medical approaches in treatment of multiple sclerosis: an overview of family planning and pregnancy. Epma J 2012; 3 (1): 9.

8. Boskovic R, Wide R, Wolpin J, Bauer DJ, Koren G. The reproductive effects of beta interferon therapy in pregnancy: a longitudinal cohort. Neurology 2005; 65 (6): 807-811.

9. Briggs GG, Freeman RK, Yaffe SJ. Classification of drugs for teratogenic risk: an anachronistic way of counseling: a reply to Merlob And Stahl. Birth Defects Res A Clin Mol Teratol [Letter] 2003; 67 (3): 207-208.

10. Cavalla P, Rovei V, Masera S, Vercellino M, Massobrio M, Mutani R, et al. Fertility in patients with multiple sclerosis: current knowledge and future perspectives. Neurol Sci [Review] 2006; 27 (4): 231-239.
11. Cocco E, Sardu C, Gallo P, Capra R, Amato MP, Trojano M, et al. Frequency and risk factors of mitoxantrone-induced amenorrhea in multiple sclerosis: the FEMIMS study. Mult Scler 2008; 14 (9): 1225-1233.
12. Confavreux C, Hutchinson M, Hours MM, Cortinovis-Tourniaire P, Moreau T. Rate of pregnancy-related relapse in multiple sclerosis. Pregnancy in Multiple Sclerosis Group. N Engl J Med 1998; 339 (5): 285-291.
13. Correale J, Farez MF, Ysrraelit MC. Increase in multiple sclerosis activity after assisted reproduction technology. Ann Neurol 2012 Oct 3.
14. Coyle PK, Pardo JK, Stark L. Pregnancy outcomes in patients with multiple sclerosis treated with glatiramer acetate (Copaxone). Neurology 2003; 60: A60.
15. Cristiano L BC, Bloomgren G. Preliminary evaluation of pregnancy outcomes from the Tysabri® (natalizumab) Pregnancy Exposure Registry. ECTRIMS 2011; P1005. 2011.
16. Dahl J, Myhr KM, Daltveit AK, Gilhus NE. Pregnancy, delivery and birth outcome in different stages of maternal multiple sclerosis. J Neurol [Research Support, Non-U.S. Gov't] 2008; 255 (5): 623-627.
17. Dahl J, Myhr KM, Daltveit AK, Hoff JM, Gilhus NE. Pregnancy, delivery, and birth outcome in women with multiple sclerosis. Neurology 2005; 65 (12): 1961-1963.
18. De Santis M, Straface G, Cavaliere AF, Rosati P, Batocchi AP, Caruso A. The first case of mitoxantrone exposure in early pregnancy. Neurotoxicology [Case Reports] 2007; 28 (3): 696-697.
19. de Seze J, Chapelotte M, Delalande S, Ferriby D, Stojkovic T, Vermersch P. Intravenous corticosteroids in the postpartum period for reduction of acute exacerbations in multiple sclerosis. Mult Scler 2004; 10 (5): 596-597.
20. D'Hooghe M B, Nagels G, Uitdehaag BM. Long-term effects of childbirth in MS. J Neurol Neurosurg Psychiatry 2010; 81 (1): 38-41.

21. Geissbühler Y BH, Hernández-Diaz S, et al. Pregnancy outcomes from fingolimod clinical trials and post-marketing experience and the need for a multinational Gilenya™ (fingolimod) Pregnancy Exposure Registry in Multiple Sclerosis. ECTRIMS 2012; 12 Oct, 2012; Lyon, France Abstract 751. 2012.

22. Giannini M, Portaccio E, Ghezzi A, Hakiki B, Pasto L, Razzolini L, et al. Pregnancy and fetal outcomes after Glatiramer Acetate exposure in patients with multiple sclerosis: a prospective observational multicentric study. BMC Neurol 2012; 12: 124.

23. Gold R et al. 2013; Poster P02.129 at the 65th annual Meeting of the American Academy of Neurology March 16-23, 2013, San Diego; CA, USA.

24. Gold SM, Mohr DC, Huitinga I, Flachenecker P, Sternberg EM, Heesen C. The role of stress-response systems for the pathogenesis and progression of MS. Trends Immunol 2005; 26 (12): 644-652.

25. Greenberger PA, Odeh YK, Frederiksen MC, Atkinson AJ, Jr. Pharmacokinetics of prednisolone transfer to breast milk. Clin Pharmacol Ther 1993; 53 (3): 324-328.

26. Haas J, Hommes OR. A dose comparison study of IVIG in postpartum relapsing-remitting multiple sclerosis. Mult Scler 2007; 13 (7): 900-908.

27. Hale TW, Siddiqui AA, Baker TE. Transfer of interferon β-1a into human breastmilk. Breastfeed Med 2012; 7 (2): 123-125.

28. Handel AE, Giovannoni G, Ebers GC, Ramagopalan SV. Environmental factors and their timing in adult-onset multiple sclerosis. Nature reviews. Neurology 2010; 6 (3): 156-166.

29. Hellwig K, Beste C, Brune N, Haghikia A, Muller T, Schimrigk S, et al. Increased MS relapse rate during assisted reproduction technique. J Neurol [Research Support, Non-U.S. Gov't] 2008; 255 (4): 592-593.

30. Hellwig K, Brune N, Haghikia A, Muller T, Schimrigk S, Schwodiauer V, et al. Reproductive counselling, treatment and course of pregnancy in 73 German MS patients. Acta Neurol Scand; 118 (1): 24-28.

31. Hellwig K, Gold R, Langer-Gould A. Exclusive breastfeeding reduces the risk of postpartum relapses - a prospective study from the German MS and pregnancy registry: Experience from a nationwide database. Neurology 2011; 76 (4): A272.

32. Hellwig K, Haghikia A, Gold R. Parenthood and immunomodulation in patients with multiple sclerosis. J Neurol 2010; 257 (4): 580-583.

33. Hellwig K, Haghikia A, Gold R. Pregnancy and natalizumab: results of an observational study in 35 accidental pregnancies during natalizumab treatment. Mult Scler [Research Support, Non-U.S. Gov't] 2011; 17 (8): 958-963.

34. Hellwig K, Schimrigk S, Chan A, Epplen J, Gold R. A newborn with Pierre Robin sequence after preconceptional mitoxantrone exposure of a female with multiple sclerosis. J Neurol Sci 2011; 307 (1-2): 164-165.

35. Houtchens MK, Kolb CM. Multiple sclerosis and pregnancy: therapeutic considerations. J Neurol 2012 Aug 25.

36. Hrometz SL, Gates VA. Review of available infertility treatments. Drugs Today (Barc) 2009; 45 (4): 275-291.

37. Jalkanen A, Alanen A, Airas L. Pregnancy outcome in women with multiple sclerosis: results from a prospective nationwide study in Finland. Mult Scler 2010; 16 (8): 950-955.

38. Kelly VM, Nelson LM, Chakravarty EF. Obstetric outcomes in women with multiple sclerosis and epilepsy. Neurology 2009; 73 (22): 1831-1836.

39. Koch M, Uyttenboogaart M, Heersema D, Steen C, De Keyser J. Parity and secondary progression in multiple sclerosis. J Neurol Neurosurg Psychiatry 2009; 80 (6): 676-678.

40. Koch-Henriksen N, Sorensen PS. The changing demographic pattern of multiple sclerosis epidemiology. Lancet Neurol 2010; 9 (5): 520-532.

41. Kumar AR, Hale TW, Mock RE. Transfer of interferon alfa into human breast milk. J Hum Lact 2000; 16 (3): 226-228.

42. Langer-Gould A, Huang SM, Gupta R, Leimpeter AD, Greenwood E, Albers KB, et al. Exclusive breastfeeding and the risk of postpartum relapses in women with multiple sclerosis. Arch Neurol 2009; 66 (8): 958-963.

43. Laplaud DA, Leray E, Barriere P, Wiertlewski S, Moreau T. Increase in multiple sclerosis relapse rate following in vitro fertilization. Neurology 2006; 66 (8): 1280-1281.

44. Lu E, Wang BW, Guimond C, Synnes A, Sadovnick D, Tremlett H. Disease-modifying drugs for multiple sclerosis in pregnancy: A systematic review. Neurology 2012 Aug 29.
45. Michel L, Foucher Y, Vukusic S, Confavreux C, de Seze J, Brassat D, et al. Increased risk of multiple sclerosis relapse after in vitro fertilisation. J Neurol Neurosurg Psychiatry 2012; 83 (8): 796-802.
46. Orton SM, Herrera BM, Yee IM, Valdar W, Ramagopalan SV, Sadovnick AD, et al. Sex ratio of multiple sclerosis in Canada: a longitudinal study. Lancet Neurol [Comparative Study Research Support, Non-U.S. Gov't] 2006; 5 (11): 932-936.
47. Pakpoor J, Disanto G, Lacey MV, Hellwig K, Giovannoni G, Ramagopalan SV. Breastfeeding and multiple sclerosis relapses: a meta-analysis. J Neurol 2012 May 23.
48. Park-Wyllie L, Mazzotta P, Pastuszak A, Moretti ME, Beique L, Hunnisett L, et al. Birth defects after maternal exposure to corticosteroids: prospective cohort study and meta-analysis of epidemiological studies. Teratology [Meta-Analysis] 2000; 62 (6): 385-392.
49. Portaccio E, Ghezzi A, Hakiki B, Martinelli V, Moiola L, Patti F, et al. Breastfeeding is not related to postpartum relapses in multiple sclerosis. Neurology 2011 Jul 6.
50. Ramagopalan S, Yee I, Byrnes J, Guimond C, Ebers G, Sadovnick D. Term pregnancies and the clinical characteristics of multiple sclerosis: a population based study. J Neurol Neurosurg Psychiatry [Research Support, Non-U.S. Gov't] 2012; 83 (8): 793-795.
51. Sadovnick AD, Dircks A, Ebers GC. Genetic counselling in multiple sclerosis: risks to sibs and children of affected individuals. Clin Genet 1999; 56 (2): 118-122.
52. Sandberg-Wollheim M, Alteri E, Moraga MS, Kornmann G. Pregnancy outcomes in multiple sclerosis following subcutaneous interferon beta-1a therapy. Mult Scler [Research Support, Non-U.S. Gov't] 2011; 17 (4): 423-430.
53. Sandberg-Wollheim M, Frank D, Goodwin TM, Giesser B, Lopez-Bresnahan M, Stam-Moraga M, et al. Pregnancy outcomes during treatment with interferon beta-1a in patients with multiple sclerosis. Neurology [Review] 2005; 65 (6): 802-806.

54. Sawcer S, Hellenthal G, Pirinen M, Spencer CC, Patsopoulos NA, Moutsianas L, et al. Genetic risk and a primary role for cell-mediated immune mechanisms in multiple sclerosis. Nature 2011; 476 (7359): 214-219.
55. Stuve O BM, Benzerdjeb H, Kieseier B. Pregnancy Outcomes from the Teriflunomide Clinical Development Program: Retrospective Analysis of a Global Pharmacovigilance Database. Neurology 2012; 78 (April 22): P06.190.
56. Walther EU, Hohlfeld R. Multiple sclerosis: side effects of interferon beta therapy and their management. Neurology 1999; 53 (8): 1622-1627.
57. Weber-Schoendorfer C, Schaefer C. Multiple sclerosis, immunomodulators, and pregnancy outcome: a prospective observational study. Mult Scler [Research Support, Non-U.S. Gov't] 2009; 15 (9): 1037-1042.
58. Weiner HL. The challenge of multiple sclerosis: how do we cure a chronic heterogeneous disease? Annals of neurology 2009; 65 (3): 239-248.
59. van der Kop ML, Pearce MS, Dahlgren L, Synnes A, Sadovnick D, Sayao AL, et al. Neonatal and delivery outcomes in women with multiple sclerosis. Ann Neurol 2011 Jun 27.
60. Voskuhl RR, Gold SM. Sex-related factors in multiple sclerosis susceptibility and progression. Nat Rev Neurol 2012; 8 (5): 255-263.
61. Vukusic S, Hutchinson M, Hours M, Moreau T, Cortinovis-Tourniaire P, Adeleine P, et al. Pregnancy and multiple sclerosis (the PRIMS study): clinical predictors of post-partum relapse. Brain 2004; 127 (Pt 6): 1353-1360.

NOTIZEN

Notizen

Multiple Sklerose und Kinderwunsch

Notizen

Multiple Sklerose und Kinderwunsch